医療文化と仏教文化

田畑正久

［008］

本願寺出版社

巻頭に添えて

広島大学名誉教授・理学博士
松田正典

広島大学仏教青年会館建立二十周年に田畑正久先生をお招きして、記念講演をたまわりました。その講演がこの度、本願寺出版社より刊行されることとなりましたこと、随喜に堪えません。

広島大学仏教青年会館は、沼田恵範《えはん》先生（公益財団法人仏教伝道協会創立者）による建設用地のご提供と、渋谷昇先生（公益財団法人渋谷育英会創立者）のご建立により、二〇〇二年に落成しました。その時の式典では、西元宗助先生（元京都府立大学教授）より記念講演をたまわりました。建立二十周年に、田畑先生より『現代日本の医療文化と仏教文化』と題してご講演をいただいたことに特別な感慨を覚えます。

私は、細川巌《いわお》先生（広島大学教授、福岡教育大学名誉教授）のお勧めで『歎異抄』の月例講座を持つようになったのですが、先生のご注意は、「一人の科学者として、親鸞聖人の教えにどう救われたかを語れ。一人の教育者として人間形成の課題にどう応えていくかを語っていくならば、お役に立つ」ということでした。それは、机上の空論に終わることなく、時代の諸問題に取り組んでいけということでした。細川先生と今生《こんじょう》のお別れをして、与えられた課題にお応えする力の無さに消沈している頃、拝読したのが信楽峻麿《しがらきたかまろ》先生の『仏教の生命観』（法藏館）でした。この書は二部構成で、第一部では「仏教の生命観」として近代医療の生命観と仏教の生命観の決定的相違が論じられ、正しく田畑正久先生の「協働」の必要性が訴えられています。さらに、第二部では「念仏者の社会的責任」が多岐に亘り論考されています。

日本一の高さを誇る富士山を見ると、五合目より上が名峰・富士と思われがちですが、実は六合目以下の広大無辺な裾野にこそ名峰たる所以《ゆえん》があります。師の訓言を思い起こしますとき、田畑先生のご活動はまことに説得力に溢れ、大法伝布《だいほうでんぷ》への至純な願いに貫かれ、改めて敬服申しあげるところであります。「仏教と医療の協働」は現代喫緊《きっきん》の課題であり、先生の一層のご活躍とご貢献が願われます。

合掌

二〇一四年十二月

本書は平成二十三年十一月二十三日の広島大学仏教青年会会館建立二十周年記念講演の内容を加筆修正したものです。

医療文化と仏教文化　目次

第一章　医療現場の現状

第二章　医療現場で仏教が必要とされている

※本文中、聖教類の引用については、本願寺出版社刊『浄土真宗聖典（註釈版）第二版』（『註釈版聖典』）を用いております。

第一章　医療現場の現状

はじめに

「医者の不養生」と申しますが、医者も時々は病気になってみて患者さんの気持ちを経験しなければと思っています。それぞれの立場に立ってみて、はじめて見えてくるものがあるのではないでしょうか。

私が通っていた九州大学には仏教青年会がありまして、数年前、百周年記念の式典をいたしました。現在も会館がありまして、寮生が二十数名生活をしています。これも仏教にご縁がつながればということで、先輩方が願いを持って取り組んでこられたからこそです。すぐに結果が出て、仏教にご縁がある学生が誕生するというわけにはまいりません が、気の長い取り組みが継続されています。私の師、細川巖先生が、「仏教の仕事は効率が悪いんだ」とおっしゃっていましたが、本当にそうだなと思っています。

私は学生時代、福岡教育大学で化学の教授をされていた細川巌先生にめぐりあい、浄土真宗とのご縁ができました。細川先生は広島大学のご出身で広島大学仏教青年会にも深いご縁があります。私は細川先生から継続した仏教のお育てをいただき、勉強させていただきました。

医学の方では、消化器外科という仕事をしていましたが、ちょうど四十五歳の時に地方の市立病院の院長になりました。十年間院長業の仕事をしましたら、外科医として急性期の医療に対応するのは能力的に難しいと自覚し、そこで外科はやめました。

仏教の勉強をはじめた頃は、仏教と医療は別々のことをしていると思っておりました。ある時に埼玉医科大学の哲学の教授をしておられました秋月龍珉《あきづきりょうみん》（一九二一～一九九九）という方が、医学部の学生さんに「医療は、人間が生まれて老病死していく、生老病死の四苦の課題に取り組むのです。この同じ課題に取り組んでいる仏教は二千数百年の歴史があり、その解決の方法を見出している。同じことを課題とするわけですから、医療を志す者は、仏教的素養をもってほしい」と、語りかけていたという文章に出会いました。ああ、そうだったのか、仏教を学ぶということと医療を学ぶということは、同じことを課題にすることなんだなと心強く勇気づけられました。

仏教の学びを続けていますと、仏教は人間の生老病死の四苦の課題への取り組みであり、医学では捉えきれない幅の広い深い世界があることを感じるようになりました。そして、医療と仏教が協力するということが、大切ではないかと思うようになってきました。どのように協力していくかについては、後で紹介させていただきます。

医療と仏教が協力することの大事さに思いに至ったその過程として、医療の限界を知る出来事を、私が現役の外科医をしていた時に経験したのです。

七十代の大腸癌の患者さんの手術をした時のことです。五年間ずっと様子を診て、無事に経過しました。そこで、「よかったですね。もう大腸癌の再発の心配はありませんよ」と説明して、開業医の先生にお返しをしました。しかしその二年後に、今度は、身体が黄色くなって、受診しに来られたのです。肝臓が悪いと体が黄色くなり、これを黄疸《おうだん》といいます。検査してみましたら、今度は膵臓《すいぞう》の方に癌が新しくできていて、肝臓にたくさん転移していました。それが原因の黄疸で、もう手術できない状態でした。結果としてそれで亡くなりました。この事実が示すことは、私たち外科のチームは老病死を五年ないし七年先送りしただけだということです。結果として患者の死、すなわち「医療の敗北」に終わったということです。

これに対して仏教は、生死《しょうじ》を超える道であるということを示してくれています。ただし、医療の道に携わっている人に「生死を超える道」があるといっても、なかなかわかってもらえません。仏教のいう「生死を超える道」というのは、どういうことでしょうか。

そこで、第一章では現代の日本社会の中で、医療と仏教の両方の世界に身をおいて、学びかつ仕事をした経験の中で見えてきた課題を紹介します。第二章では、仏教の教える「生死の四苦を超える道」を医療関係者および、一般の人に関心を持ってもらうために、現在私がどのように仏教を理解して受け取っているかを述べさせていただきます。

医療は不老不死が究極の目標

まず医療の世界での課題です。私たち医師がすることは、病気を「治療する」ことです。人間が生まれて、生きる、そして老いて病気で死ぬという生老病死は自然の流れですが、治療という概念は、この老病死はあってはならないことだと考え、元気な活き活きとした「健康な生の状態」に戻すということです。この治療という言葉は、英語で「キュア」（ＣＵＲＥ）といいますけれども、この「キュア」に似た言葉に「ケア」（ＣＡＲＥ）という言葉があり、「緩和ケア」などで使われます。この「ケア」という言葉は「看護」とか「介護」とかいう「お世話をする」という意味ですけれども、この「ケア」というのは幅が広い概念です。老い、病み、死んでいく過程は人間として自然なことであり、その老・病・死の過程で起こる問題に、いろいろ対応し、お世話をするということとがこの「ケア」なのです。

そうすると、「キュア」と「ケア」の概念のどちらが人間の全体像を正しく診ているかということになります。「キュア」よりも「ケア」の考えの方が、人間全体を正しく診ている姿なのです。でも、どうしても日本の医療界は医師の力が強いものですから、キュア（治療）の方が上にあるような展開で動いているわけです。

大きな病院へ行くとＩＣＵ《アイシーユー》という所がありますね。ＩＣＵというのはインテンシブ・ケア・ユニット（intensive care unit）といって、日本語では「集中治療室」と訳されています。でも正確に訳したら、あれは間違いです。インテンシブ・キュア・ユニットではなくてインテンシブ・ケア・ユニットなのです。それなのに、それを「集中治療室」と訳したところが日本の医療界の現状を象徴していると感じます。だから一部の医師は病気を治療することに特化しているために、人間全体を診るという視点をいつの間にか見失っているという可能性があります。

広島県出身の石飛幸三《いしとびこうぞう》先生という血管外科を経験した医師が、『「平穏死」のすすめ』という本を書いておられます。この本の中で石飛先生は、「私は六十を過ぎるまで（血管外科医の頃は）、人間の老衰による死を見たことがありませんでした」と書かれています。どういうことかと言いますと、例えば手術がうまくいかずに亡くなることを経験しても、老衰による自然な死は経験したことがないということです。私はそれを読んでビックリしました。医師の仕事を四十年近くしながら人間が自然に死ぬということを見たことがなかったというのは、まさに老・病・死はあってはならないことだという治療、キュアの概念で間に合う中で仕事をしてこられたということです。石飛先生が血管外科の現場を離れて、特別養護老人ホームで仕事をするようになり、多くの超高齢者の加齢現象を見てきた時に「あ、こんなに人間は自然に死んでいくんだ」ということが初めてわかったそうです。

このように、老病死の根絶が医療の究極の目標だという医療観を持たせる医学教育が現在なされているのです。病人を診ずに病気だけを診るという仕事をしていくと、同じような発想の医師になっていく可能性が高いわけです。

治療という概念のもう一つの問題点は、病気を対象として細分化、専門化していくため、人間の病気を局所的に診て、病人全体を診ていない可能性がある点です。

私が大学にいたころ、外科で仕事をしていましたら、ある時、麻酔科の先生たちが術前訪問といいまして、手術の前に全身の管理のためにチェックに来るわけです。雑談をしておりましたら、「先生、うちの大学でも無医地区があるんですよ」と言うのです。「大学で無医地区って何?」て聞きましたら、「いや、あそこですよ」って、大学の整形外科を指さすわけです。大学の整形外科というのは、何十人もお医者さんがいるのですよ。「どうしてなの?」と聞きますと「いやあ、先生、あそこは骨の外科とか手の外科とかいろいろ細分化されて狭い領域の専門医はいるけど、術前訪問したら、心電図が抜けていたり、胸の写真が抜けていたり、全身管理ができていないんですよ。あそこは、麻酔科の中では、要注意地区だと言われているんです」と。局所の専門家になっていくと、全体を診る目というのが欠けていくという欠点があります。その結果、局所的な病気ばかりを見つめるようになって、老病死というものを受け取る人間としての深さや幅の広さが失われていくということがあるんだなあと思わせていただくわけです。

「治療」という概念が「ケア」という概念より優先されるのが、日本の現状です。医師は全体（病気の人）を診るという視点が少し欠ける危険があるということなのです。そういう医療界の流れの反省から、今から六、七年前から患者の全身を診る医師を育てないといけないということで、卒業後二年間の研修を義務化することになり、少しは改善されているのかなと思いますが、我々が受けてきた教育というのは専門医療を目指す医学・医療教育でした。

医療文化の計算的思考の限界

哲学者のマルティン・ハイデッガー（一八八九～一九七六）が思考について二種類あると言っています。純粋で根源的な思考と計算的思考です。医学が属する自然科学がやっているのは計算的思考であって、物事のからくりを思考しているので、根源的な思考ではないと厳しく言われています。科学の計算的思考というものは、思考の細分化、局地化だそうです。

この思考を医療分野で例えると、細分化された狭い範囲の専門医が自分の専門領域の病気を診ることであり、それをもって人間全体を診ていると思ってしまう可能性があるのです。そして計算的思考では、対象を思考の中で管理、支配しようとする傾向があります。事実、入院中の患者の身体は病院、すなわち医師が管理責任を持たされています。

時計や電気製品のような工業製品は、部品を組み立てて製品を造ります。製品の構造やからくりは、計算的思考の得意とするところです。機械が壊れても、悪いところを系統的に探し出し、修理できます。管理支配をしていく思考です。

しかし、未知なる部分や客観的に表わすことのできない部分を持ち、精神活動も含めた人間全体を把握するには、この思考では不十分です。

例えば、「母の涙とはどんな物か」と科学的に考えると、成分分析をして、水分が何パーセントで、塩化ナトリウムが何パーセント、微量元素が何パーセント……と示され、一滴の容量が何ミリリットルである。比重はどれくらいで、出る頻度は、秋のもの悲しい季節に出やすい。涙の分泌形式はどうで……となる。それらの分析結果を集めて統合して、母の涙の全体像を十分に把握できるでしょうか。とんでもない全体像になる可能性があります。

根源的（全体的）思考とは何かといったら、「物の言う声を聞く」という姿勢での思考です。そして人間が物を支配しようとしない思考のことです。物を管理したり支配する計算的思考とは対照的な思考です。本当の思惟《しゆい》とは「物の言う声を聞く」という態度だというのです。いろいろな事物や現象が語っていることに人間がつつましく耳を傾ける、すなわち物が我々に向かって語りかけている言葉を聞くということが、本当に物を考えるということなのです。

工業製品など人間の思考で管理できる小さいことがらは、計算的思考で間に合うかもしれませんが、「人生とは何ぞや」といった大きなものは計算的思考では把握できません。むしろ管理支配しようとすると、状況把握の不十分さ故に、どんな間違いを引き起こすかわかりません。

計算的思考により身体全体を把握しようとすると、患者の身体が言うことを限りなく全て聞くという、全体的思考にまねた思考方法が求められます。医療の現場では患者の発熱の有無やパターン、顔つき、脈の状態、傷の状態、皮膚の状態など、あらゆる情報を患者のベッドサイドで五官（眼、耳、鼻、舌、身）の感受性を働かせて観察することが求められます。しかし、計算的思考では、形や色、数字で表せないものは思考の中に入らないという限界を常にわきまえる必要があると思われます。

幸福を目指して、不幸の完成へ

我々の日常の思考は、医療の世界と同じ計算的思考（科学的思考）です。その思考で人間として日常生活を生きる時、みんな誰からか教えてもらったのではないのに幸福になりたいと思っています。治療の概念に関係しますが、幸福のためには、健康はプラス価値で、病気はマイナスと考えます。我々はプラス条件をできるだけ増やし、マイナス条件をできるだけ減らしていけば、きっと幸福になれるだろうと思っています。ほとんどの人が、役に立つのがプラス、役に立たないのがマイナス、迷惑をかけないのがプラス、迷惑をかけるのはマイナス、と計算的に思考を働かせて、プラスを増やす努力をして生きています。

私が高齢者の医療や福祉の領域で出会う多くの人たちは、老病死の現実にいやおうなしに直面しています。幸福を目指しながら結果としては老いにつかまり、病につかまり、死ぬという、まさにマイナス価値の集まった「不幸の完成」で人生を終わります。幸福を目指しながら、結果としては「不幸の完成」と思われる状況に行き着いているというのが、医療文化の基礎である科学的・計算的思考が作る世界ではないかと思います。このことに関して、私がこれまで経験した事象や現実の四つの例を紹介したいと思います。

一番目は私の病院で、百四歳で亡くなった女性の例です。健康で長生きが実現できた代表選手みたいなものですが、私が主治医として接点をもった九十九歳頃には、「死にたい、死にたい」と言っていました。ある時、私がその人の部屋から出ようとした時、「先生、先生」と言って私を呼ぶのです。「どうしましたか」と言って部屋に戻ってベッドのそばに行きました。すると「先生、日本でも安楽死ができるようになったら、私を第一号にしてください」と言われました。少し間をおいて、「あなたは、なんでそう死のうと考えるのですか」と問いましたら、「私は長生きしすぎました。　私の縁ある者はみんな死んでしまって私は寂しいのです」と言われました。

　医療は健康で長生きを実現しようとしているわけですが、本当に長生きできたことが「人間に生まれてよかった」「生きていてよかった」という喜びの現実になっているのか疑問です。

　続いて、長生きした人が教えてくれた二番目の問題点を紹介します。

　八十八歳の、高血圧と不眠症で私の所に通っていたある女性が、自宅で意識がなくなって倒れていたのが見つかりました。それで、家族が病院の脳外科に救急車で搬送してもらい、頭のＣＴとかＭＲＩの検査で脳梗塞か脳出血かなと思って調べましたが、どこにも異常がないということでした。そうこうしているうちに意識が戻ってきて、聞いてみたら、私が処方していた睡眠導入薬をたくさん飲んだということだったのです。

　その薬剤の影響がなくなって、病院を退院してからしばらくして、私の所に再び受診に来られた時に、この女性が、「先生、私なんか役に立たん。みんなに迷惑をかける。本当なら、姨捨山《うばすてやま》に捨てられてもしかるべきなのに。あの時あのまま眠りたかったぁ」と、こう言われたのです。

これはどういうことかと言いますと、「役に立たん」「迷惑をかける」ということは、「廃品」ということです。仏教なんかなくても生きていけると豪語する私たちは、最後になってきて、「役に立たん」「迷惑をかける」と言って、自分を自分で「廃品」と傷つける結果になる危険性が非常に高いのです。

フランスのボーボワールという哲学者が『老い』という本の中で、「人生最後の十年、二十年を『廃品』と思わせるような文明は挫折していることの証明だ」と書いています。

「廃品である」は誰が決めたことなのでしょうか。自分で自分を傷つけて言っているだけなのです。私たちの科学的合理主義の延長線上に立った医療文化というものが、そういう社会をつくりだしているのではないだろうかと思われるわけであります。これは現在の医療文化の思考では、解決できないと思われるのです。

自分の身体の責任者として全うできない

そこで、三番目の問題点です。今、私の所に八十六歳の元数学の教師という方が通っておられます。その方には、高血圧と糖尿病、そしてC型肝炎があります。C型肝炎が癌になる率をできるだけ低くしようということで、週に三日、静脈注射をするために通院されていました。週に三日も顔を合わせますと、非常に親しい人間関係ができてきて、いろいろ本音の話をする機会が増えるわけです。

ある時、連休で月曜日が休みの時に、「先生、今度月曜日が休みですけども、一回注射が抜けても大丈夫なのでしょうか」とおっしゃいました。そこで私が、「先生、平均寿命をもう越えていますよ。もっと鷹揚《おうよう》にされたらいかがですか」と言うと、「癌になったらおしまいですからね」と言われるのです。そこで、「先生、仏教の勉強をしませんか。もっと鷹揚に生きていけますよ」と軽い会話の中でそのように言ったわけです。そうしたら、その先生は「わしゃ、まだ早い。仏教の勉強をするのは早い」と言われました。

その後、来院のたびにいろいろな対話をしながら経過を診ていきました。ある時、その先生が取り越し苦労みたいに癌になる心配をされるから、私が「先生の家は浄土真宗ではないですか、南無阿弥陀仏の意味がわかったら、もうちょっと鷹揚に生きていけますよ」と言ったのです。そしたらすかさず、「訳のわからん南無阿弥陀仏だけは言いとうない！」と言われるわけです。科学的思考をする現代人は、「訳のわからん南無阿弥陀仏」と、こう言うわけです。

そういうやりとりをしていましたら、ついに、癌になりました。先送りをするための治療でしたので、いつかは癌になる可能性が高かったわけです。エコー検査で肝臓の中にふたつ腫瘍《しゅよう》が見つかりました。本人が積極的な治療はしないと意志表示されていますから、もうそれ以上は治療をしないということで私どもの病院に通ってこられているわけです。そして最近では、「死ぬ覚悟はできている」「運命だ。あきらめるしかない」と言うのです。

この発言は非常に象徴的です。「訳のわからん南無阿弥陀仏だけは言いとうない」というこの方の理性・知性の矜持《きょうじ》から言うならば、「運命だ」ということほど理性・知性でコントロールできないものはないのです。これはどういうことかと言いますと、人生の最期が近づいてきて、この患者の理知分別は自分の身体の責任者としての歩みがそこでお手上げになった、ということを示しているのです。自分の身体の責任者としての責任を、「運命だ」と身をゆだねたということは、責任を放棄したということなのです。

この患者さんのように「仏教がなくても理性・知性で自分の身体の責任者として生きていけるんだ」「訳のわからない南無阿弥陀仏だけは言いとうない」などと豪語して、「訳のわかるもの」を集めてきて、「堅実で着実なる人生を歩む」と言って生きてきて、最後の最後になって「運命だ」と、私は言ってほしくないのです。

なぜかと言いますと、仏教なんかなくてもちゃんと人生を生きていける、自分の身体に自分で責任をもって生き切っていける、と言っていた患者の理知分別が、「運命だ」なんて言うのは、まさに理性、知性が自分の身体の責任者として全うできないということを、そこに暴露したということなのです。科学的合理主義による医療文化だけでは、また現代的な理性・知性だけでは、人生に責任をもって生き切っていくということはできない、自分の身体の責任者ということを全うできない、ということを示しているんじゃないかな、と私は思うわけです。

自分の身体自体は、その身に起こってくる老病死を文句も言わず受容して生きているのです。しかし、我々の分別は自分の身体の老病死という現実を引き受けるのに抵抗を示すのです。どうもがいても自分の身体の状況や周囲の環境に大きな変化はないのだけれど、自分の現実を引き受けて生きる責任主体になれないということでしょう。

そういうふうに私は医療現場で、いろんな患者さんから教えていただくわけです。医療の世界というのは患者・家族の本音が出てきますから、まさに老病死に直面した時のいろいろな反応で人間というものを教えてくれている、ということに気づかせていただきます。

死亡の原因は人間として生まれたこと

計算的思考が及ぼす問題点の四番目は、死亡診断書の書き方です。死亡診断書というのは、医師免許がないと書けないのです。これは、厚生労働省が国の医療政策とか健康政策のための貴重な資料にしていますから、できるだけ死亡の原因の病名を正確に書いてくださいと指導がなされています。そのために、死亡原因として病名を書くようになっているわけです。

医師が死亡原因に病名を書くことが普通になされているために、一般の人たちも、死亡原因として病名を考えるようになっています。そして、「家族の誰々は肺炎で死んだ」と病名を書いているために、いつの間にか人間が死ぬという原因は病気だと思うようになってしまっています。

一方で、お坊さんたちの間でこんな軽口が交わされたことがあります。「人間は、病気では死なないのだ。人間が死ぬ原因は、人間に生まれたからなのだ」、すなわち、「人間に生まれたということが一番の死亡原因なんだ」と仏教は言うわけです。一体どちらが真理をついているでしょうか。

ちょっと寒くなりますと、「どこどこの老人福祉施設でインフルエンザにより二人死んだ」という新聞記事が出ることがあるでしょう。あたかも、その施設の不注意で死んだかのごとく報道されます。しかし、すでに老人福祉施設に入所している方々は人間の機能でいうならば、七割から八割低下しています。何かのきっかけがあると、ぽっと息絶えるという状態になっている人たちが、たまたまインフルエンザで肺炎になって亡くなるということはよくあることです。だからといって、その死因をインフルエンザによる肺炎と決めつけるのには疑問があります。八十歳、九十歳といった超高齢者の方が老化により体力が落ちてきて寝たきりになったところに、肺炎が追い打ちをかけたということが、死亡に至った全体像ではないでしょうか。

医学が拠って立つ科学的合理主義というのは、できるだけ現象を分析的に細分化・単純化していって判断するのです。その分析的思考で、人間の死亡の原因を病気とすることになります。そうすると、物事が単純で表面的によくわかるような気になりますが、人間の全体像を見ないがための見落としを生じる危険性があるのです。

例えば、超高齢者が二人いるとします。二人はずっとお元気で生きてきましたが、加齢現象で弱り、寝たきり状態になっています。二人の高齢者がたまたまインフルエンザにかかりました。一方の人は体力が落ちていて肺炎にまで悪化して、結果として亡くなったとします。もう一方の人はインフルエンザにかかったけれど、体力が残っていて、病気は治癒して回復したとします。医師は亡くなった一方の高齢者の死亡原因をインフルエンザによる肺炎とするでしょう。この症例はインフルエンザが原因で患者が死亡という結果と言うことができます。しかし、インフルエンザが原因で死亡が結果なら、もう一方の人はどうして死ななかったのでしょう。それは体力が残っていたからです。

インフルエンザで亡くなる場合には、患者の体力のあるかないかが大きな要因になります。それらのことを病人全体で総合的に考えると、インフルエンザが原因というよりは、人間に生まれて、加齢現象で体力免疫力が低下していたということが最も根本的な原因であり、体力があるとかないとか、インフルエンザに罹患《りかん》したとかしないとかは患者の状況・条件の一つでしかないと考える方が妥当でしょう。

二人の違いはインフルエンザにかかって死んだか、死ななかったかですが、大きな要因は人間として生まれて、加齢現象の中で超高齢者となり、体力がなくなっていたか、残っていたかの差でしょう。

局所的には死亡原因はインフルエンザということも可能ですが、種々の要因を包み込んで全体を考えると、病気は原因というよりは要因、条件、状況の一つです。人間に生まれなければ死ぬことはないのです。死ぬことの根本原因は人間に生まれたということです。病気はご縁（条件）ということで包括的に説明できることになります。

仏教では、肺炎やインフルエンザなどは死亡を引き起こした「縁」なのです。一番の原因は、人間として生まれたということであり、加齢現象で体力が弱ったということが大きな要素です。「死の縁、無量なり」という言葉もあるように、交通事故で死んだり、病気で死んだり、自然に老衰で亡くなるということは死の縁であり、その縁は我々の周囲には無限に存在するのです。こういう考え方は、私どもが拠って立つ科学的合理主義では、条件という扱いをするようになります。このように人間として生まれたということ自体が、死ぬということが決定しているという因があって、病気というのは縁なのだと言った方が、全体の現象を説明しやすいと思いませんか？

だから「老衰」という診断書はいいのだろうか、という問題になるわけです。公式な文書によると、他に病気がないとはっきりした場合は、「老衰」とか「自然死」でいいとなっています。

死亡診断書に関しては、もう少し述べたいことがあります。それはインターネットの、医師の情報交換の場での書き込みです。「八十歳を過ぎた人たちが在宅でいろいろな治療を受けて、だんだん弱って亡くなる時に、『老衰』という診断書を書きますか」ということを、ある方が問題提起されました。

そうすると、ある医師が、「私は開業医をしている時は、八十歳以上の方が自宅で亡くなった場合は、ほとんど『老衰』という診断を書いていました。しかし、十五年くらい前から、大きな病院に移り、周りに同僚の医師がいる中で『老衰』という診断を書いたら、批判されるようになりました」という書き込みをしていました。他の病気がないことを証明を示さずに、老衰と書くべきでないという批判をされたということです。その医師はその後、「不詳」と書くようにしたそうです。

他に病名がないということを証明するためには、死ぬ間際の人にＣＴとかＭＲＩとか、いろいろな検査が必要です。他に病気がないという証明をするのは非常に難しいので、正式には「不詳」なんです。証明していないですからね。

そうしたら、新しい書き込みがあったので紹介します。

大きな病院で働いている医師によるものでした。「ある時、九十歳を過ぎた人が肺炎になって入院してきました。治療してなんとか肺炎は良くなったのですが、寝たきりになってしまいました。長期の入院になって、だんだん弱ってきました。そして亡くなりました。こういう時に、肺炎は良くなったが寝たきりになって亡くなったから、思い当たるような死亡原因の病名はない。それこそ病気がないという証明もしていないから、『不詳』という病名を書きました。そうしたら家族から、『こんな大きな病院に入っていて、入院も長いのに病名がわからん上に、死亡病名が不詳とは何事か』と叱られました。そして、わからんということは、医療ミスか医療過誤じゃないかと、裁判沙汰になりました」と言うのです。

これには、いろんな問題が含まれています。それは、医師が死亡診断書を書くために、いつの間にか人間が死ぬのは病気が原因となってしまっていることです。さらに、病院の医師は、老病死があってはならないもので、元気な状態に戻すべきという治療の概念で仕事をしているものですから、死ぬというのは医療ミスか医療過誤になっていく危険があるということです。

時間的な長さの追及は「いのち」を大事にすること？

今まで紹介してきたように、死というものを受け容れない文化が日本の中にできてしまっているようです。しかし、たぶんお念仏の盛んであった地域であれば、お念仏の世界で育てられた人たちが老病死を受け容れて、本当に自然に生き切っていくという場面があったのだろうと思います。一方、仏教文化がない状況で、まさに現代の医療文化の中だけだと、自然死や老衰を見たことがないという医者たちが医療をしますから、自然死や老衰があってはならないというところで、さまざまな問題が起こってくるわけです。

和田努さんというＮＨＫのディレクターをされていた方が、『老人医療の現場』という本を書かれています。

和田さんのお父さんは、八十四歳で亡くなりました。できるだけ自宅で看ようということで自宅で看ていました。だけどだんだん末期になると、死亡診断書を書いてもらったりするのに、最期はやっぱり病院がいいだろうとなんとなく思って、病院に入院させました。そうしたら、その病院の医師が診察と検査をして、「あなたのお父さんは腎不全です。腎臓が悪くなっている状態です。なので、今から血液の透析をすると、あと数週間か数カ月かの延命ができますけれども、血液の透析をしますか？」と説明を受けました。

すぐに和田さんは、「私の父はもう充分長生きして、もう思い残すことは何もありません」と断りました。これから延命治療をして、一週間一カ月と長生きをしたとしても、お父さんにとっていいことがあるとは思えなかったためです。

そうしたら、だんだん状態が悪くなって、呼吸が止まりそうになってきて人工呼吸器をつけると、「もう少し延命できますけどどうしますか」と医師が聞いてきたというのです。そこで、和田さんは、「この父があと数日、人工呼吸器につながれて延命して、父にとって本当によかったとか、苦しみがなくなったということであれば、お願いするかもしれません。しかし、そのために多くの人材や技術が使われる。これらをもっと他のことに使った方がいいのではないか」と思ってお断りをしました、と書いています。このように、「いのち」を大切にするということが時間的な長さを延ばすという延命に使われていいのだろうかという思いから、和田さんはこの『老人医療の現場』を書くようになったということです。

私たちは、「いのち」を大事にすると言うけれども、「いのち」とは一体何だろうか、という課題があり、時間的な長さを延ばすということが本当に「いのち」を大事にしたことになるのだろうか、と思います。

最近、医師の情報交換の場で興味深い話がありました。それは、加齢現象で体力が弱り寝たきりになって、自力で食べることができなくなった人に、経管栄養のために胃に穴を開けて（これを胃瘻《ろう》という）管を留置することができるようになりました。二十数年前は私たち外科医が手術的にしていたのですけれども、その後、内視鏡で胃カメラ検査と同じぐらいの感じで、胃瘻を造れる技術が開発されてきたのです。それから、胃瘻は内視鏡の先生たちが瘻孔《ろうこう》を造り、留置するようになりました。

内視鏡でそういうことを一生懸命されている先生たちの情報交換の場で、ある医師が「そういう状況に自分がなったとき、自分に胃瘻を造りますか」というアンケート調査をしました。その結果「自分に造ってほしいという医師はひとりもいなかった」と書いてあるのです。

だけど、「胃瘻を造って延命しないと裁判で負けるんじゃないか、とか、日頃来ない親族が来て『延命治療をどうしてしないのですか！』といろいろ訴えられるのがいやだから胃瘻を造っています」ということです。確かに、神経難病だとか、ある種類の患者たちにとっては、胃瘻というのは必要なのです。しかし、加齢現象でだんだん寝たきりになって衰えていく人たちに胃に穴を開けて経管栄養をするということが、本当に「いのち」を大事にしたことだろうか、という問題が話題になったわけです。「自分に造ってほしいという医師はひとりもいない」理由は何かというと、「死をみじめなものにしている」と書いてある。命の時間的長さを追求して長くなったけれど、「みじめ」ということは、命の質が低下したということです。

従来人間は食べられなくなってきたら、その後だいたい一週間から二週間で亡くなるのが自然なのです。それが、末梢から点滴ができるようになってきて、二週間ぐらいだったものが一カ月くらいに延びたのです。さらに、中心静脈栄養法というのができるようになって、ずっと無限に延びるようになってきました。本当は二週間で亡くなるところを長引かせることで、いろいろな合併症を引き起こしながら弱っていき、死をみじめなものにしているということなのです。

だんだん手足が硬直してくる、床ずれができる、肺炎になる、といういろいろな症状が出てくる。本当に本人が「しあわせか」というと、「そうじゃない」ということを医師はいつも見ているのでしょう。でも自分に造ってほしくないようなものを、患者さんに造るというのも問題ですね。

　医療文化だけで十分だという状況のなかで物事が進んでいきますと、そこにいろんな問題点が露呈してくるわけです。

癌告知が一般化される中に潜む問題

話は少し変わりますが、医療文化の大きな変化の一つに病名告知があります。病名告知の代表とも言えるのが癌告知です。昭和の頃は癌告知をしないのが主流であったのが、平成の時代になって癌告知をする方が主流となる変化がありました。背景にあるのは、アメリカ医学の強い影響や日本での人権意識の高まりと、医師のいわば責任回避の動機付けです。責任回避とは、本当の病名を告げていないがために、患者から訴えられた時に医師が裁判で負けるのを避けるということです。

昭和の時代最後の頃、私がある仏教関係者の手術を担当した時のことを紹介します。残念ながら癌が再発して、病状は進み、緩和ケアの必要な患者でした、幸い九州大学仏教青年会の後輩の内科医師が担当してくれていて、その医師が「患者は病気がよくなったら、ある仕事を仕上げたいと言っているが、このままだと仕事が終わらないままになるだろう。知的仕事をされている人だし、本当の病名を言って、元気なうちにその仕事を完成してもらった方が本人のためになるのではないか」と言うのです。癌の病名告知が一般になされてない時代でした。家族と相談して、本当の病名・病状を伝えることになりました。その後、患者は仕事を仕上げて、結果として亡くなった後でしたが、立派な書籍として出版されました。

問題はその患者へ内科医師から病名告知をした後のことでした。私は内科医師から「本当のことを言いましたからね」との連絡を受けて夕方、その患者の病室へ行くことにしました。何の心の準備もなく、病室に入った途端にものすごい衝撃を受けました。それは患者のことではなく、私自身のことです。まさに患者に話しかける「言葉を失った」のです。何とかその場を取り繕いましたが……。

外科医になり、二十年近い経験を持とうとする時のことであり、どんな言葉が患者から発せられようとも、何とか言葉で対応できるという自信みたいなものを持ちはじめていた頃でした。あの自信は何であったのか考えさせられました。そして「ウソをウソで塗り固め、患者をごまかす自信だったのではないか」と強く反省させられるものでした。これは私個人のみが抱える問題ではないでしょう。その当時の先輩・後輩の医師がほとんど告知をしなかったのですから……。私が受けてきた外科医の教育の問題に留まらず、日本の医療界全体の課題だとすぐに思いました。

癌告知が一般化した今でも、告知後の患者のアフターケアの準備が整っているとは言い難い現状がまだあります。しかし、アフターケアの準備ができてからということであれば、遅々として癌告知の一般化は進まなかったと思われます。

良い悪いは別にして、昭和の時代の医療界のパターナリズムは強いものでした。パターナリズムとは父権主義のことで、医療界の場合は医師が患者に対して、患者に悪い判断や治療はしない、父親が幼い子どもに対するように患者のことを考えて判断治療をする、「医師に任せなさい」という関係を指す言葉です。

医学が準拠する科学的思考、すなわち計算的思考では、知識のあるもの（医師、医療関係者）が知識のないもの（患者、家族）を管理支配する傾向が強くなります。そのために医療現場で感じる動向は、医師が患者に「してあげる」という姿勢を持った治療の方向性の強いものでした。確かに患者の身体的状況の把握について、患者から発せられる情報を集めることは十分に指導されていましたが……。

平成になってから、病名告知が積極的になされるように大きく変わりました。その現場で、患者は一段と弱い立場へ、医師は専門知識を持つ強い立場へなっている危惧があります。医療現場で患者から発せられる情報に対して「患者に寄り添う姿勢で」という立場が求められるようになっています。また、癌を患《わずら》うと人間はどういう反応を引き起こすかなど、患者の身体全体から発せられる現象から、その背後にある声を聞くなどの大切さが指摘されています。しかしながら、実学としての医学は学んでも、患者の心のアヤに関係する心理学・哲学・宗教に関しては、医師・看護師は経験や学びが不十分です。患者から全体的思考で学ぶ場を医療関係者は共有しているのですが、時間的余裕のなさ、そして受け止める心の深さ・広さなどに問題があるように思われます。

すぐに実現するのは無理な話ですが、医療者が時間的、経験的に対応できなければ宗教者とチームを組んで対応するということも、時代の要請としてあるのではないかと思われます。宗教者も当然そういう状況で、対応できる力量を備える必要はあります。欧米では病院付宗教者がチャプレンとして公的に認められ、病院などで働いているという実績があります。

このような医療の現状に対する痛烈な新聞記事を、ひとつ紹介します。平成の初めの頃、大分県の「大分合同新聞」に「医者の傲慢、坊主の怠慢」という題で新聞関係者がエッセイを書かれていました。医師に対しては国民の八割以上の死の現場に関わる中で、「死」への対応が十分であるか、あるいは十分できているという傲慢さはないかという問題提起がされました。一方で宗教界へは、死後の儀式法事に関わるだけで、生きた人間を相手とした取り組みに関して怠慢ではないかとの問題提起がありました。私は両方に関わっているので、自分のこととして考えざるを得ませんでした。

老病死を受け容れる困難さ

私は、医療と仏教が協力することが大事であると思っています。そして仏教の「生死を超える道」を本当にいただいていくということが、医療人や一般の人にとって大切になると思うのですが、実学、すなわち計算的思考を生きてきた医療関係者の仏教への理解がなかなか進まないという現実があります。

医療現場の課題を紹介するにあたり、老病死の課題の代表として今「死」について考えているのですが、日本の医療現場は、この「死」を遠ざけて見ないようにしているために、老病死という現実をどう受容していくかという文化を持たなくなってきています。

私の中学時代の恩師が軽い脳梗塞になりまして、私の同級生が院長をしている脳外科病院に入院しました。リハビリ等をして、なんとか麻痺もなく回復して退院しました。

だけど、その時に「一度、脳梗塞になった者は、また脳梗塞になって死にますよ。養生した方がいいですよ」といろんな人からアドバイスを受けたようです。確かに、脳梗塞になる率は一年間に一パーセントで、いったん起こった場合は四パーセントに上昇すると言われています。ですから、四倍に上がるということですが、誰でも再び脳梗塞になるわけではないのです。

でも、几帳面な恩師でしたから、非常に神経質になって養生をしました。美術関係の先生でしたので、スケッチに遠出をした時、どうもめまいがするということがあったようです。それで、めまいの原因がないか、脳外科で診てもらったけれど異常なしと言われたそうです。耳鼻科に行ってもわからない、心臓に不整脈があるから心臓の不整脈が原因かと疑って、循環器の先生の診断を受けたが異常はないと言われた。目の方にも異常はない。困り果てて、私が教え子ということで日曜日に私の自宅を訪ねてこられました。いろいろ話をしている中で、恩師が私にこう言うのです。

「田畑さん、脳梗塞になったものはまた脳梗塞で死ぬっていうけど、これは本当ですか」

それで私は「先生、そんなことないですよ。脳梗塞が良くなって、交通事故で死んだり、癌で死んだりする人はいっぱいいますよ。脳梗塞になった人が必ず脳梗塞で死ぬなんて、そんなことないですよ」と返事をしました。その後、「先生、どんなに養生しても老病死には誰でも必ずつかまるのですよ」と言ったのです。すると、恩師が「こんなに養生してもやっぱり死ぬのですか」と私に言うのです。

もちろん本当に養生したら死なないと思っている訳ではありません。しかし、死という現実を受け入れることが、いかに難しいかを物語っていると言えます。そこで、いろいろ話していましたら、「安静にしているということがいいことだと思って、一日十二時間寝ていました」と言うのです。「先生、それは寝過ぎですよ」と言ってしまいました。

最終的に、めまいの原因は寝過ぎともうひとつ要素があったのがわかりました。このように死の不安から、こちらが想定しないような養生をしたりする人がいます。

また、この先生がもうひとつ興味深いことを話してくれました。

恩師の同僚が脳梗塞になって、病院の脳外科に入院しました。その人も運よく軽かったから無事に退院したのですが、その人も非常に几帳面な先生だったようで、次に脳梗塞になったら死ぬのではないかと思って不安に襲われたようです。そこで奥さんに、休んでいる時、脳梗塞が発症してもすぐわかるように、隣に居てくれ、と頼んだそうです。そうしたら、奥さんが「そんな子どもみたいなことを言いなさんな」と相手にしてくれないような返事をしたので、再び不安になり、パニック障害になってまた脳外科に入院したのです。しかし、死の不安は脳外科に行っても解決してくれません。

私たち医師の対応は、抗不安薬と睡眠導入薬をあわせて処方することで、恩師の知り合いのその教師のように、不安で眠れないという患者でも、薬により一晩はぐっすり眠れるようになるわけです。しかし次の日の朝、目が覚めたとき、死の不安が解決したかというと、全然していない。先送りしただけ。ある意味で私たちがしている医療というのは、死の不安の先送りを一生懸命やっているだけなのです。こういうふうに私たちというのは、死の不安というものをなかなか解決することができないのです。

平成二十四年四月より、東北大学に「臨床宗教師」を育てる課程が始まりました。国立の大学に宗教師です。この発足に大きな貢献をされた岡部健という医師がいました。岡部医師は呼吸器外科を専門にされ、その後、緩和ケア、在宅診療と仙台の方で幅広く診療活動をされていました。その岡部医師自身が胃癌になり手術を受けましたが、肝臓に転移が広がり病状が進む中で、日本の文化状況、医療文化に「死にゆく者の道しるべを失っていたことに驚いた」と発言されています。そのこともあり、臨床宗教師が医療現場に必要と痛感されて東北大学に働きかけて、「臨床宗教師」の研修課程がはじまったと聞いています。

患者・家族と医師の間の摩擦

「死」というものを受け容れられず、その不満の矛先が医師に向かうことがあり、摩擦を引き起こすこともあります。一例として、私の知り合いの外科医から聞いた話を紹介します。ある患者さんを、大腸癌という診断で手術をしました。その二年後に肺に転移して、その時は転移性の肺癌ですと説明して、肺癌の手術をし、無事退院しました。

そしたら、また二年後に肝臓の方に転移が見つかりました。それで肝臓の処置の対応を考えるために全身の検査をしたら、骨への転移も見つかりました。外科手術はせずに化学療法をはじめましたが、だんだん体力が弱ってきて、亡くなる三日前に主治医が病室に行ったら、その患者さんが、「だましたな」と言ったのだそうです。そして、気まずい雰囲気のまま、患者さんは亡くなられたそうです。

医師は治療したら良くなりますよとは言いますが、最後に死ぬとは言いません。そうすると、患者さんは病院に行ったら死なないみたいに思い、本当に死が迫ってきたら、「こんなはずではない」と思い、医師との摩擦が生じる可能性があるのです。

私自身が経験したことを、少しご紹介します。ある患者さんが、九十歳を過ぎて寝たきりになり、肺炎になって、医師会病院に入院しました。意識障害があって手足（四肢）が硬直していました。胃瘻を造設して経管栄養を定期的に入れていました。肺炎の治療は終わったけれど、入院が長期になるということで、その患者さんは医師会病院から私どもの病院に転院して来られました。私どもの病院は慢性期の療養型病棟をやっているので、医療方針としては、「不自然な延命はせず、『看守り』を中心にすること、著しい苦痛には対応するが、それ以上は本人を苦しめるような救命・延命治療はしない」という条件で入っていただくということを、入院時説明しました。

その患者さんがある時、容体が悪くなって、夜の六時半ごろ、病院から電話がかかってきました。

「先生、○○さんが嘔吐して顔色が悪くなったから、すぐ来てください」

私も、さっと飛んで行ったのです。そしたら職員が口の中もきれいにしてくれて大体処置はしてくれていました。しかし、手足の末端の色が少し悪いから、「酸素吸入を毎分三リットルぐらいしながら、少し様子を見ようか」と言って、家族にも電話で説明をして、私は一旦自宅に帰ったのです。そしたら、十時半ぐらいに、また病院から電話がかかってきました。

「先生、三女で看護師をしている方が『医者を呼べ！』って叫んでいます。急いで来てください」

私も急いで行きました。そしたら、やはり七時ぐらいより顔色が悪くなってきていましたが、まあ、看守りでいいという説明と家族了承を得ていましたから、このまま様子を見ていこうと思っておりました。

すると、お会いしたことのない看護師さんが、「先生、ここの病院は酸素吸入を三リットルしかしないのですか。五リットル、六リットルとどうしてしないのですか」と言われる。そこで論争してもはじまりませんから、ご本人の言うとおり、「では五リットル、六リットルにしましょうね」と言って、そうしました。すると今度は「先生、この病院では酸素吸入をする時に、ネブライザー（加湿器）経由でしないのですか」と、あたかも「やぶの病院」というような感じで言うわけです。「うちの病院は、長期に酸素吸入をするような人を想定していないものですから、そこまでの設備をしてないのですよ」と言いました。すると、何か不満げでした。そうしてしばらくしたら、「先生、ここは点滴もしないのですか」と言われました。

九十歳を過ぎて寝たきりでいろいろな病気をしている人に、血管を探そうとしても細くて苦労するのですけれど、そう言われるから職員が一生懸命血管を確保して点滴をしました。点滴をしても、患者さんにとって良いかどうかわかりません。周囲の満足のためになってはいませんでしょうか。そうこうしているうちに家族が、「ここの病院に置いておいたら、らちがあかん」と言いはじめる。ここにおいておいたら死んでしまうと言うのです。そこで、医師会病院に送り返してくれと言われました。老衰に近い状態の「死」でも受け容れられないということがあるのです。

この例で紹介した医師と患者の間の摩擦も、老病死を受容することができない文化が引き起こした問題であるように私は思います。これをどのように解決していくのか、これが仏教とどう関係しているのかということを、第二章で述べたいと思います。

第二章　医療現場で仏教が必要とされている

仏さまからいただいた仕事

私自身は戦後の教育を受けてきましたので、大学で仏教青年会の寮に入るまでは、仏教というものは現代では役に立たないものだと思っていました。死ぬ間際の人が、藁《わら》をもつかむ思いで称えるのが南無阿弥陀仏だろうと思っていたものですから、仏教がなくても生きていけると考えていたのです。

けれども、ご縁のめぐりあわせの中で、仏教に出遇《あ》ってみたら、自分の家庭が浄土真宗の家で、おばあちゃんがお念仏を喜んでいたという。そういうことを考えると、蓮如上人が〝宿善開発《しゅくぜんかいほつ》して善知識《ぜんぢしき》にあう〟（『御文章』二帖十一通）とおっしゃっていますが、そうかもしれないと思うようになりました。そしてその後、医療の仕事をさせていただきながら、自分で何かを積極的にするということではなく、その時の縁の流れの中で自分なりに精一杯、仕事をしておりました。四十五歳の時、公的病院の院長になり、十年間管理者を経験しました。

仏法の師（細川巌先生）の言葉、「世間の仕事は余力を残して止めなさい。後生の一大事の解決がついてなくてどうしますか」に背中を押されて、世間の仕事はそこで止めたつもりで、ゆっくりした職場で仏教の勉強を兼ねて仕事をしていました。どういうご縁のめぐりあわせか、龍谷大学で実践真宗学研究科という大学院の課程ができる時に、スタッフとして協力してほしいという申し出を「仏さまからいただいた仕事」と受け取って、参画するようになりました。

龍大大学院の実践真宗学研究科の設立には、いろんな経緯があるのですが、お念仏の教えが社会の中の具体的な問題にどう応えるか、またその取り組みが充分であるかというこ とが課題になっています。また、「現場なき教学、教学なき現場」ということが言われていたこともあり、「仏教の社会実践の実現」という願いを持って発足したと聞いています。また、社会活動が仏教のご縁をさらに深めるきっかけとなる期待もあると聞いています。

学生は八割くらいが寺院の出身者です。そうするともう、お寺に生まれたということで、最初から浄土真宗という結論が出ているものですから、「どうして浄土真宗なのか」という歩みがどうしても疎かになる傾向があるのです。その歩みで浄土真宗のお念仏に出遇うことがあると、非常に力強いものになるのでしょうけれども……。

西本願寺の大谷光真門主（当時）と東京工大教授で文化人類学者の上田紀行さんとの対談集『今、ここに生きる仏教』（平凡社）が出版されていますが、それを見ると、ご門主もこの実践真宗学研究科に大きな期待をしていると書かれていました。

私自身の聞法の歩みにおいて、単に知識のやり取りではない、人格的な触れ合いみたいなものが仏教には大事だと思わせていただいています。それは効率の悪い仕事かもしれませんが、避けてはいけないと心していているところです。それで私が京都に宿泊している時は、夜、時間を割いて学生さんと人格的な接触を持たねばと思い、ゼミの形で学生さんとの勉強会をしており、院生はもちろん、関心のある人なら誰にでも門戸を開いています。

平成二十六年四月からは、東北大学と連携して、実践真宗学研究科でも「臨床宗教師」を育てる課程をはじめています。

老病死の受容の文化

日本全体で、老病死を受容する文化がなくなってきています。治療という概念に象徴されるように、「老病死はあってはならないことだ」という医療文化が世の中を席巻していますから、いつの間にか老病死を受け容れる文化がなくなってきているのです。

そうしますと、先ほど紹介しましたように、「不幸の完成」とか「だましたな」と言われて医療の仕事が終わるとするならば、医療人は疲れがどっと出ます。私が経験したように、最後は、やぶの病院でやぶの医者に出会ったという目で見られる医療現場では、本当に疲れます。老病死を受容することが、日本の文化の中でなくなっているのです。

私がやぶ医者のように見られた話には、その後があります。状態が悪化する中で搬送も難しいだろうということで、転院はせず続けて診ていました。その経過の中で、誰かが「おじいちゃんを呼び戻さんと、あっちに行ってしまうぞ」と言いました。そこで、「おじいちゃーん」「おじいちゃーん」と、部屋が騒然としました。何か悪い世界に行く予感から「呼び戻せ」と言ったのでしょう。

他に、死が受け容れられない象徴的な事例を、ある僧侶から聞いたので紹介します。あるところに小学生の女の子がいました。大好きなおばあちゃんが病院に入院して、治療の甲斐もなく亡くなった。その小学生の女の子が父ちゃんに尋ねた。

「父ちゃん、病院って病気を治すところでしょう」

父親「そうだよ」

女の子「それなのにどうしておばあちゃんは死んじゃったの？　誰が悪かったの？　おばあちゃんが悪かったの？　それとも看病が足りなかった私たちが悪かったの？　それとも病院が悪かったの？」

父親は黙って答えようがなかった。

病院というところは病気がよくなるところなのに、病院で亡くなったというのは誰が悪かったのと女の子に聞かれて、父親も答えようがなかったわけです。

人間として生まれたということは必ず死がある、そういう現実を受け止めていくことができなくなってきている。現実はきれいごとではいかないと思うのですが。

五木寛之さんの『うらやましい死にかた』（文藝春秋社）の中で、「今夜は浄土に詣らせてもらうよ」という題の一文があります。金沢の高校の教師、高田俊彦《としひこ》さん（六十二歳）が、昭和二十八年四月、高校二年生の時、曾祖母「よみ」さんを九十歳で亡くしたことが書かれています。それを紹介します。


私にとって物心ついてからの最初の家族の死であったが、そのことより、いつもの寺詣りに出かけるときと同様に、何かいそいそと死を迎えたということの方が強く心に残っている理由である。あの晩は、能登の春にしては暖かかった。〝よみ〟

が隣室にいる私を呼んでいるのに気付いたのは、十時ころであったか。〝よみ〟は「今夜は、間違いなく浄土に詣らせてもらうよ」といって、自分の寝ている藁《わら》ぶとんの下から大切にしてきた胴巻きを引き出させて、取って置けと私に合図する。息をついで、年長である私が妹三人の手本となるように、貧乏にひがむことのないように、父母を大切に等々珍しく遺訓めいたことを語り出す。

日ごろとは違う物言いに驚いている私に、「死ぬということは、少しも特別なことではないがやぞ」「人は、阿弥陀さんの所から来て、また阿弥陀さんの所へ帰る」「浄土では皆いっしょになれるがや」と、諭すように、ゆっくり話す。

しばらくして、〝よみ〟は母を呼べという。藁ぶとんに半ば身を起して、母の手を自分の両手で包んだ。

「もうそろそろ浄土へ詣らせてもらう。あねさに一言礼が言いとうて。あねさは、おらの子ではない。孫でもない。孫の嫁や。それながにこの婆をよう世話してくれた。ほんとうに大事にしてくれた。寒い夜は、いつも湯タンポやった。皆がイワシを食うとき、この婆だけカレイやった。ひ孫の四人の子供も、この婆を大事にせよと、良くしつけてくれた。有難いこと、有難いこと」

〝よみ〟は礼を繰り返す。

母は、〝よみ〟の耳に口を寄せて、父が兵隊に取られた留守中には特に婆さまに力になってもらったこと、他村から嫁に来た母をかばってくれたこと、四人の子供の子守りのこと等、〝よみ〟に重ね重ね、感謝の心をのべている。

母は、〝よみ〟の子で存命の一男二女が折角近くに住むのだから呼びに行くという。しかし〝よみ〟はそれを目で制した。「子供とて、もう七十歳を過ぎた者たち。どうせ、すぐ浄土でいっしょや」「さあ、一足先に詣らせてもらうさかい。浄土で待っているさかい」

〝よみ〟と母と、後で入って来た父と三人が、いつしか念仏を称えていた。〝よみ〃の念仏が止み、深い息をしたとき、「婆さまが詣らしたぞ。仏壇に燈明を上げよう」と父の声、母と私たち四人も、父に従って深夜の勤行《ごんぎょう》が始まった。（後略）

（五木寛之『うらやましい死にかた』文藝春秋社）

死は何か悪い世界に行くのでないし、「呼び戻せ」という感じでもないですね。本当に間違いなく浄土に往くから、何も心配ないのだと。老病死を受容する文化は浄土教の中にあったのだと思います。

私自身の経験では四十歳代の男性、この方は大分市のあるお寺で私の主催する「正信偈に学ぶ会」の受け付けを長い間担当されていたのですが、脳の腫瘍になり、病状が進みホスピスに入院されていたので、お見舞いに行きました。この時、はじめて「お念仏に出遇ってよかったですね。お念仏していきましょうね」という言葉かけをすることができました。

「死」を見つめる「生」

私たちはいつの間にか、「仏教がなくても生きていける」と傲慢になってしまうことがあります。老病死を遠ざけようとしたがために、いざ死に直面するようになると、どう対応、受容していったらいいのかわからず、うろたえるようになっています。世間一般では「死んでしまえばゴミになる」とか「死んでしまえば無になる」と言ったりしています。これに対して、仏教は死というものをどう考えているのでしょうか。

私は死を考える時、仏教の教えを学ぶことで自分の相（すがた）や法のはたらきに気づき、目覚め、自分の考え違いなどを教えていただくことが大事だと受け取っています。なぜ、死を問題にするかという問いに対する答えは、「生」をより輝かせるためだという答えを仏教が教えてくれると思うわけです。

その象徴的なこととして、死刑囚と無期懲役囚の心理の比較研究の例を紹介させていただきます。加賀乙彦《かがおとひこ》さんというクリスチャンで作家の精神科医師がおられます。刑務所で医務官の仕事をしていた時、腹痛を訴える患者さんが来たのです。お腹を診察しようとすると、「お腹は良くなりましたが、頭が痛くなりました」という感じで、訴えることと体の症状が一致しない変わった患者さんでした。どうしたものか考えていたら、看守の人が死刑囚だと教えてくれたのです。

そういう出来事もあって、死刑囚の心理を研究したそうです。加賀先生は、死刑囚の人たち五十人の面接調査をした内容を書かれています。それによると、死刑囚の人たちはみんな個室に入って静かにする規則になっていますが、その棟は行ってみると騒然としているそうです。歌を歌ったりお経をあげたり、隣同士で大きな声で将棋を指したりと騒然としているのです。ところが面接をするためにある日、たまたま朝七時に行った時、所内がシーンとしていました。どうしてこんなに静かなのですかと看守の人に聞いたら、死刑執行の宣告を朝七時から七時半の間にするからとのことでした。そして七時半が過ぎたとたんにワーッと以前と同じように、騒然としてきました。これが毎日繰り返されているということです。

対比として無期懲役の人たちはどうだろうかと考えて、千葉県の無期懲役の人たちを収容しているところで、百人の無期懲役囚に面接して調査研究をしています。無期懲役囚の人は、死刑囚の棟とは打って変わってシーンとしている。みんながおとなしく従順ですが活気がなく、生きる屍《しかばね》のごとくなっているのです。そしてたまたまレクリエーションの時間にソフトボールをしていました。ある人がポーンとホームランを打ったが誰も拍手もせず、時間つぶしをするかのごとく一塁二塁三塁を回って、皆はボーッとしていました。加賀先生はそれらの人の現象を「刑務所ボケ」と名づけています。そして、たまたま東京で面接をしていた人が裁判で無期懲役に減刑になって千葉に移ってくると、千葉に来て一週間もしないうちに皆と同じようにボーッと、先生流に言うと刑務所ボケになっていったということです。

加賀先生は次のように考察しています。

死刑囚の人たちは残された時間が常に一日しかないから、その時間をいかに使おうかと考えて凝縮された一日になっているのでしょう。一方で無期懲役の人たちは、死ぬまで衣食住が保障されており、死ぬのはずっと先で、死が切実ではないのです。そうすると一日ボーッとして生ける屍のごとくになるのでしょう、と。

このことは、現代人の老病死の受け取りを考える上で貴重な示唆を与えるものだと思います。

死に裏打ちされて生きている

大阪の淀川キリスト教病院に、日本のホスピスの取り組みを先駆けてされた柏木哲夫先生がいらっしゃいました。柏木先生が『「死にざま」こそ人生―「ありがとう」と言って逝くための10のヒント』（朝日新聞出版）で「矢先症候群」と題してエッセーを書いておられます。そのエッセーの中に、ユーモアを込めて書いている内容が仏教の教えそのものです。

癌で亡くなる人たちの痛みを緩和する治療を多くされる中で、「やさき（矢先）」という言葉を聞くことが多かったというのです。どういうことかというと、例えば男性が進行癌で入院してきた時、奥さんに話を聞くと、「うちの主人は仕事人間で一生懸命に仕事をして、昨年やっと定年で仕事を勤めあげました。ホッとして『これから夫婦でいろんな楽しいところへ旅行に行こうよね』と話をしていた〝矢先〟に癌になりました」と言われるのです。一方、女性が入院の場合、ご主人が「うちの家内は、家庭をしっかり守って三人の子ども育てあげて、昨年全員結婚させて『これでやっと夫婦でゆっくり時間が持てるね』と思っていた〝矢先〟に癌になりました」という方が多いとのことです。

これらの話は、生きているということは常に今、その裏に死を秘めていること、すなわち死に裏打ちされていることを示しています。私たちの未来に死があるのではありません。今、生きている我々、すべての存在が、「常に死に裏打ちされて生きているということ」を教えてくれています。この例を通じてキリスト教の先生から、仏教の教えである「生死《しょうじ》一如《いちにょ》」をいただきました。

違う言葉で言うと、いろいろな因や縁が仮に和合して、今の私があるということです。私たちは「私」という存在を不変のものと考えてしまいがちです。しかし、「私」

（我）を存在させているものはさまざまな因や縁であり、その因や縁は、私の存在を一刹那《せつな》ごとに生まれては滅し、生まれては滅しの生滅を繰り返させているという無我（縁起の法）を示しています。紹介した例による「矢先に」生じた現象は全て因や縁であり、「私」という存在は因や縁によってどのようにも変化する存在であり、無常とも言えることです。

無我の教えは科学と矛盾しない

福岡伸一という先生が、「動的平衡」ということを言っておられます。この先生は無我（縁起の法）ということを、科学的に示して教えてくれています。先生は、重窒素で標識したロイシンを含む餌を、成熟したネズミに与えるというシェーンハイマー（一八九八〜一九四一）の実験の結果を解釈して紹介してくれています。

大人のネズミに、アミノ酸の窒素の部分を放射性原素でラベルしたものを使って餌を作り、三日間投与し、その後はラベルしていない餌を再び食べさせるという実験です。そして一日目、二日目、三日目と、経時的にネズミの各臓器への放射性原素の分布状況を調べて、ラベルをした窒素がどこの臓器に入っているか追跡していったのです。人間の大人が摂取する栄養は主にエネルギー源として用いられるというのが、私たちの普通の考えです。大人のネズミも同様に、与えられた餌はエネルギー源になるだろうと思うのが普通です。ところが、実験結果は私たちの予想に反するものでした。そのラベルをされた窒素が一日、二日目と体中の臓器全体に、一様に分布していくのがわかるそうです。便に出てくるのはわずか十五パーセントであり、餌は分子原子レベルに分解消化されて、体中にいきわたるということです。注目すべきはラベルをしていない餌を与え始めたら、今度はからだ中に散っていたラベルされた窒素が一週間もしないうちに体中から流れ出て、なくなっていくという実験結果でした。

要するに、この実験が示していることは、我々の身体を構成する分子は常に分子レベルで入れ替わっているという事実です。私たちは一刹那ごとに変化し生滅を繰り返しているということです。私たちは久しぶりに人に会いますと「久しぶりでおかわりありませんね」と言いますが、例えば一カ月ぶりに会うと、細胞・分子レベルでいうと本当は「かわりまくっていますね」ということになります。

この実験結果は、仏教の縁起の法が今の科学、生物学的にも矛盾せず、整合性があることを示しています。それはまさに私たちは死に裏打ちされて生きているということです。

毎日生まれては死んでいく

私たちは、死というものを時系列に沿って受け止めがちです。どういうことかというと、誕生から生きることが始まり、その延長線上に老いや死があると考えています。

山口県出身の童話作家で、まどみちおさんという方がおられました。まどさんは国際アンデルセン賞を受賞されており、これはノーベル賞に匹敵するものだそうです。まどさんが百歳を迎えられた正月に、「不思議がり屋のまどみちお百歳のスペシャル」と題した放送がNHKでありました。百歳になるまどさんは、家族や友人の多くの死を見送ってきました。そんなまどさんが、九十歳を過ぎた頃、夕日を眺めてふと気づいたことがありました。それは「『今日』という一日の終わりは、どこか『死』に似ている」ということです。その時、作られた詩を紹介します。

「れんしゅう」

きょうも死を見送っている
生まれては立ち去っていく今日の死を
自転公転をつづけるこの地球上の
すべての生き物が
生まれたばかりの
今日の死を毎日見送りつづけている
なぜなのだろう
「今日」の「死」という
とりかえしのつかない大事がまるで
なんでもない「当たり前事」のように
毎日毎日くりかえされるのは

つまりそれは
ボクらがボクらじしんの死をむかえる日に
あわてふためかないようにと
あのやさしい天が
そのれんしゅうをつづけてくださっているのだと気づかぬバカは
まあ　この世にはいないだろうということか

この「れんしゅう」が教えくれていることとは、私たちの毎日の「死」の経験です。地球が毎日自転し、太陽が毎朝上がって夕方沈むということは、地球が毎日の誕生と死を教えていることに気がついたと書いてあるのです。

それと同じことを、東大の解剖学者の養老孟司先生も言われていますので紹介します。

例えば今日が十一月二十三日とするならば十一月の二十二日の夜に私の意識は消えて眠りに入るのです。そして十一月の二十三日を初体験する私は二十三日の朝に生まれ、今日すなわち二十三日の夜、私は死んでいくのです。そして、明朝目が覚めたらまた二十四日の新しい私が生まれてくるのです。つまり、朝生まれて夜死んでいくことを毎日繰り返しているのです。

このように、まどみちおさんと養老先生は同じことをおっしゃっています。

私たちは今の一瞬が死に裏打ちされていると言われても、なかなか理解されにくいと思います。しかし、朝、目が覚めたときに今日の意識の誕生があり、夜休む時に意識の死があると考えると、死は毎日経験してきたことだと理解できるようになりませんか？

念仏の生活は「今日」を精一杯生きること

私の仏教の師である細川巌先生から、お念仏の生活について教えていただいたことがあります。朝、目が覚めたときに今日の命をいただいたことに対して、「南無阿弥陀仏」とお念仏をして一日を開始し、夜には、今日を精一杯生きさせていただいたことに対して、「南無阿弥陀仏」とお念仏をして休むのです。そしてその間、日中は思い出した時にお念仏するのです。そうしますと一日のスタートと終わりがお念仏であり、今日一日はお念仏の一日と鷹揚に生きさせていただけます。これが浄土真宗です。

同様のことを、平野修先生（元九州大谷短大教授）も述べられています。平野先生は区切りが大事だと言っておられます。今、私たちは区切りがつかない生活をしています。区切りがつくとどんないい点があるかについては、区切りがない場合と比較して考えるとわかります。

区切りがない場合、明日のための準備の日が「今日」となりがちになります。それだと今日の目的の日は「明日」であって、今日の位置づけは明日のための手段・方法・道具のような扱いの一日になってしまいます。明日が目的であったものが「今日が目的である」と受け取れるためには、今ここで区切らなければならないのです。

区切ることで、一日一日が完結した時間となるのです。縁起の法でいう一刹那ごとに生滅（生死）を繰り返している、ということは一瞬一瞬が完結しているのです。一瞬の完結では考えにくいので、一日一日の完結で考えるとわかりやすいです。一日で完結すると、その一日が目的みたいな取り組みのできる一日に導かれ、精一杯その一日を生きることで未練なく生き切る世界と転ぜられるでしょう。

パスカルの著書である『パンセ』には、私たちは「明日こそ幸せになるぞ」と死ぬまで幸せなる準備ばかりをしていると書かれていますが、実に的を射ていると思います。

これに対して区切りがつくことは、今日が目的といえる一日です。それにより与えられた今日を、精一杯生きていく世界に結果として導かれていくでしょう。そうすると生きている時間への量的な執われを超えて、質を大切にする生き方になるのです。

以前、大分県で医療関係者に「医療と仏教」という内容のお話をさせていただいた時、私が「仏教には明日はないのですよ」、「今、今日しかないと教えます」と医療関係者にお話をしたら、私の知っている病院の院長さんが次のような質問をされました。

「田畑さん、『仏教は明日がない』なんて言ったら困るじゃないですか。私たちは明るい未来がある、明るい明日があることが今を生きるエネルギーになっているのです。明日がないなんて言われたら困ります」

言われてみれば「そうだな」と感じます。でもしかし、仏教からみるとその質問にどう答えていけば良いのだろうか、と考えてみました。

私は、「明日こそ良くなるぞ。明日こそ、明日こそ」と言っているのは、今不満という心の在り方を示しているに過ぎないという考えに至りました。今が不足、不満、欠乏だから、それが満たされる可能性のある未来に希望をつなぐことの表れが、「明日こそ、明日こそ」という言葉になっているのではないかと思います。

あれが欲しい、これを望むという英語の表現は「I want」となります。「want」の名詞としての意味を辞書でみてみると、一番に必要と書かれています。二番目に、不足・欠乏・困窮と書かれています。つまり、何か足りないという意味になっています。ということは明日がなければ困るということは、私は今、不足・不満・欠乏に居ることを示しているということです。今、私たちが不足・欠乏であるから、明日がないと生きるエネルギーが湧かないということではないかと思います。

私たちは、どうしたら、この「今、今日」を明日のための手段・方法の位置にするのではなく、今日が目的となるような充実した受け取りができるでしょうか。仏教の智慧によって、「南無阿弥陀仏」と念仏して区切りをつけ、「今、今日」を生かされて生きる

「生死を超える」受け取りで、私を精一杯生きる方向に導いてくれるということになるのです。

宗教的目覚めを求める叫び

北九州市に産業医科大学があります。その大学では、「哲学する医師」を育てようと、哲学に力を入れた時代がありました。その時、クリスチャンで、本多正昭さんという非常に浄土真宗を理解しておられる先生がいました。たくさんの僧侶、宗教者を招いて医学生に授業をされていました。

その招きに応じて授業をされた一人で古川泰龍《たいりゅう》（一九二〇〜二〇〇〇）という方がおられました。熊本にある真言宗のシュバイツアー寺という名前をつけた寺の住職さんです。古川先生は『死は救えるか』（地湧社）という本の中で、興味深いことを書かれているので紹介します。

古川先生は、「死にたくない」や「長生きしたい」という思いの根は同じだと述べています。「死にたくない」や「長生きしたい」といった欲求は私たちの多くが持っていますす。例えば私が前半で紹介した患者さんは、例外なく「死にたくない」や「長生きしたい」といった思いが根底にあります。

古川先生は「死にたくない」や「長生きしたい」といった思いの根は、宗教的目覚めを求める叫びだと述べています。普通、私たちは過去に生まれて、現在、今を生きている。そして未来のいつか必ず死ぬ、と考えています。そんな人が大きな病気をした、高齢になった時、「死にたくない」とか「長生きしたい」と考えることが多い。その思いは、生まれてからこれまで出会うべきものに出会えないまま人生を終わろうとしている。こんなはずではない。その出会うべきものがわからない、そんな思いの背後にあるものが、「死なないいのちに出会いたい」という思いである。すなわち死なないいのち、「無量寿《むりょうじゅ》」に出会いたいという宗教的目覚めを求めた叫びである、と言われているのです。

浄土真宗における宗教的目覚めとは、仏の世界、仏の心に触れることです。その具体的なものが、仏の本願、南無阿弥陀仏との出遇いです。「南無阿弥陀仏」という、出遇うべきものに出遇えないままでは、死んでも死にきれないという思いの表れが「死にたくない」や「長生きしたい」という欲求となるのです。

仏教の無量寿は、時間でいうと永遠ということでもあります。寿《いのち》が無量、つまり永遠ですから、無量寿と無量光（智慧）と合わせて、「南無阿弥陀仏」ということです。

南無阿弥陀仏とは、具体的な仏のはたらきなのです。仏の知恵（無量光）に触れて、人間の理知分別の愚かさ、狭い視点であることを気づかせて、そういう存在に智慧あらしめたい、いのちある存在にならしめたいというはたらきです。

南無阿弥陀仏によって仏の大きな世界に触（感得）れると、自然に「足るを知る」、「存在の満足」の世界に生きていくように導かれます。その結果、今日一日を精一杯生かせていただくことができ、老病死を仏におまかせするという世界を生きることができるのです。

命の長さの長短を超える

親鸞聖人が「真実《しんじつ》の教《きょう》を顕《あらわ》さば、すなはち『大無量寿経《だいむりょうじゅきょう》』これなり」（『教行信証』『註釈版聖典』一三五頁）といわれています。浄土真宗の根本ともいえるこの『大経』（『大無量寿経』）の中には四十八の誓願が説かれています。誓願とは、仏が私たちを「救いたい」「迷いから解放したい」という願いです。その誓願の中の第十五願に興味深いことが願われています。その願《がん》を私なりにわかりやすく言いますと、「浄土の世界に生まれるものは、本当の長寿が実現できますよ。但し、命が長いとか、短いにとらわれる人は除く」となります。この『大経』の中で救いの対象外という意味で「除く」という表現がなされている願は、この十五願と十八願、二十二願の三つです。除かれている内容は、私たちが仏教を受け取っていくうえで非常に大事なことが書かれていると思われます。四十八願で誓われた内容が実現するためには、除くという表現で示されている内容に気づくことが大事という意味に受け取れるように思われます。

今まで長生きというものは、時間を延ばすことでした。医療文化は一生懸命に命の時間的な長さを延ばすための延命、救命に取り組んできました。ですが、現在の医療・福祉の現場でなされている多くの延命治療の状態を考えてみると、どうも私たちが本当に願っている長生きとは違うように思われるのです。量的な長さを追い求める発想では、確かに生きている時間の長さが評価されるでしょう。しかし、仏の智慧で質というものを考える視点をいただくとき、量的発想を超える内容の質的時間への目覚めがあります。命の時間的な長短の世界から解放される質的時間、「今、無量寿を生きる。今、永遠を生きる」という世界が開けるのです。そうすると我々が願っている本当の長寿とは、量的な時間を超えて質的な無量寿を生きることではないかと目覚めるのです。それは信心の世界での無量寿、つまり南無阿弥陀仏に出遇うことです。南無阿弥陀仏に出遇うと、いわば「仏さまにおまかせする」という、命の時間の長短にとらわれない世界を生きることができるようになるのです。

『歎異抄』の第一条には「弥陀《みだ》の誓願不思議《せいがんふしぎ》にたすけられまゐらせて、往生《おうじょう》をばとぐるなりと信《しん》じて念仏申《ねんぶつもう》さんとおもひたつこころのおこるとき、すなはち摂取不捨《せっしゅふしゃ》の利益《りやく》にあづけしめたまふなり」（『註釈版聖典』八三一頁）とあります。仏の心に触れて不思議にも摂取不捨される世界が表現されています。仏さまの心に出遇って、出遇うべきものに出遇ってよかった、いつ死んでもいい、いつまで長生きしてもいい、後は仏さまにおまかせします。私は与えられた場を精一杯、仏さまの心をいただき（念仏して）、受け取って生き切るという「南無阿弥陀仏」の世界に出遇うならば、そのことが私たちの本当に願っている長生きではないだろうかと、この願が私たちに教えてくれているように思われます。

生死を超える道としての仏教

長生きということに関して、医療の世界では、あらゆる医療知識、医療技術を総動員して命を長くすることに取り組んでいます。

でも長寿が実現できたとしても、皆が幸福かというと、そうではないようです。仮に南無阿弥陀仏に出遇うと、健康で長生きができる、できないに関わらず、毎日がお念仏で始まりお念仏で終わっていきます。お念仏の中での生活が一日一日展開されて、未練なく生き切り完結していくのです。

精一杯生き切った後は仏さまにおまかせという、一日一日が完結している世界を、仏教が生死を超える道として我々に示してくれている、と私は思わせていただいています。生死を超えるとは、生きる、死ぬにとらわれなくなり、「今、ここ」を生き切ることです。

『歎異抄』の第一条に「念仏申さんとおもひたつこころのおこるとき、すなはち摂取不捨の利益にあづけしめたまふなり」（『註釈版聖典』八三一頁）とありますが、お念仏しようと思い立った時、その時に、無量寿、永遠、仏の世界に通じる場をたまわり、「救いの世界」、「足るを知る世界」、「今、永遠を生きる世界」に導かれるのでしょう。

一日一日を大事にするということは、刹那的かというとそうではありません。一日一日を大事にしつつ長期的な展望も視野に入ります。大峯顯《あきら》先生のお話で教えていただいたのですが、池田晶子氏と対談（『君自身に還れ―知と信を巡る対話』本願寺出版社）の中で「気が長くなるということも救いですね」と池田晶子さんが気づかれて言われたことを紹介されていました。また、細川巌先生は、「遥期果上　近励因行」（はるかに果上を期して、近く因行にはげむ）という言葉を紹介されていました。具体的には、目の前にすぐに念仏者の誕生を期待するのではなく、孫の代にでも念仏者の誕生を願い、その縁となる取り組みを、「今、ここ」で足元を固めるように取り組むというのです。仏教は今日しかないと生きながらも、はるか彼方を視野に入れて生きる世界でもあるのです。

仏教文化が私たちに教えてくれている内面の深まりとは、すなわち見えるいのちは、見えないいのち、時間的、空間的無量の因や縁によって生かされている、支えられていることに気づかされることです。生きていることが当たり前ではないのだと、生きていることが有ること難しの世界を、「今、ここ」で感得させられる智慧の世界を生きさせていただき、気の長い取り組みもできるようになるのです。

生きていくうえで、生きている時間の長さを延ばすのが、決して長寿ではないのです。時間的な長寿を超えた、今、永遠に生きる世界をたまわる。生死を超える世界を生きさせていただくのでしょう。

世間と仏教で知恵（智慧）という同じ読みの言葉がありますが、意味に違いがあると思われます。世間での知恵は物の表面的な価値を計算する見方です。一方、仏教の智慧は、物の背後に宿されている意味を感得する見方であるということができます。

世間的な知恵で考えると、「生きているうちが花だ、死んでしまえば終わり」というような世俗的な価値観を生きるようになるでしょう。そんな欲望の追求を背後に持った世俗の価値観を持つ人々は、戦後の経済発展で物の豊かさを実現する体験をすることになりました。それで医療の世界でも、「健康で長生き」という目標をほとんどの国民が願い、求めてきました。生きている時間を延ばすために知識・技術が総動員され、数字で示される長寿は世界のトップグループに位置しています。しかし、長生きの質を問われた時、それを実現できた本人たちが本当に喜んでいるとは思えない状況が医療の現場で展開されています。そのために、生死を超える道を示す仏教の智慧の世界が求められるのです。

前半に紹介した計算的思考と根源的思考とは、知恵と智慧の違いと軌を一にしています。現代を生きる我々の多くは、科学的合理主義による戦後の繁栄を経験しているために、厳密にいえば計算的思考にどっぷりと漬かって、その思考しかない、その思考が全てだという考えを生きています。医学・医療もその思考で「健康で長生き」を追い求めてきました。計算的思考は、分別で把握した知見で物事を管理・支配しようという方向に進みます。そして人間というもの、人生というものをわかったつもりになるという愚かさをおかしてしまっているのです。

「健康で長生き」を実現させようとして、医学は人間の英知、科学的知識を総動員して取り組んでいます。しかし、人間の健康を考える時、「人間とは？」というものを科学的な思考で把握しようとしても、客観的に表現できない要素があまりにも多くあります。その計算的思考の限界を謙虚に自覚して、理性の分際をわきまえて、理性の傲慢に陥らないように思考していくことが大事だと思われます。

スピリチュアル（spiritual）の領域

「健康で長生き」に関係することですが、約十五年前から、世界保健機関（ＷＨＯ）が健康の定義を変更する動向があり、身体的、精神系、社会的健全性に加えて、第四の項目としてスピリチュアルが加わろうとしています。科学的合理主義の計算的思考では、人間として生まれた意味や死の物語性が問題となる時、対応はできないのです。

窪寺俊之《くぼてらとしゆき》氏は、スピリチュアルの定義を「人生の危機に直面して生きる拠り所が揺れ動き、あるいは見失われてしまったとき、その危機状況で生きる力や希望を見つけ出そうとして、自分の外の大きなものに新たな拠り所を求める機能のことであり、また、危機の中で失われた生きる意味や目的を自己の内面に新たに見つけ出そうとする機能のことである」と説明しています。

患者にとってのスピリチュアルとは、人間が生きていくうえで、絶対的価値を持つものという意味ですが、窪寺氏のいう「人生の危機に直面して」とは、死という極限的状況に直面する時です。「生きる拠り所」とは、これまで自分が生きてきた科学的合理主義の計算的思考の世界です。これは死に直面すると揺らいでしまいます。その時に生きるための力と希望を与えるもの、つまりそれがあれば死んでもいいと思えるものが、スピリチュアルという項目が扱う領域の意味です。

清水哲郎氏は、スピリチュアルが指し示すことは、人間の生の領域のどの部分であるかを思考することが重要であると指摘し、私が持つ「世界についての根本了解と根本姿勢の対」が私の「スピリチュアルなあり方」の中核です、と言われています（「終わりの時期の意思決定」『人生の終わりをしなやかに』清水哲郎・他編　三省堂）。我々が世間の物事を考える時、特に老病死という現実に出会う時にどのように考えていくか、その現実をどのように受け取るかが根本了解、その課題にどう取り組み対処していくかが根本姿勢という意味です。その両者がスピリチュアルの領域の中核だということです。

避けることのできない老病死に直面する時、計算的思考で、善悪、損得、勝ち負けでいくら小賢しく考えても、最終的には現実からは逃げることができません。そのような発想ではなく、その現実は何を私に教えようとするのか、「物の言う声に耳を傾ける」とは種々の現実に出会う時、この困った現実は、この悲しい経験は、この失敗は、などの現実は私に何を教えようとしているのか、と受け取ることを仏教は教えるのです。

まさに「物の言う声に耳を傾ける」全体的思考へ転回させなければ、老病死の受け取りの対応はできないでしょう。つまり、WHOの健康の定義にスピリチュアルという概念が加わろうとしていることは、世界的にも老病死の受け取りの課題が大事だという認識が広まってきているということです。

人間にとって、物事の「状況に向かう姿勢」と「状況把握」との対には、いろいろなレベルのものがあります。そのうち、もっとも私の生全体を把握するようなもの、つまり私がその根本的な把握において受け取る世界、根本的な姿勢をもって向かっている世界が、「スピリチュアルな領域」だということです。

例えば、ある人は、「この世界はある超越者（「神」と呼びたければ神）によって創られ、その超越者が支配するところだ」と把握しているとします。もし、この把握がその人の生き方を方向づけているとしたら、つまり、その人の世界に臨む根本的な姿勢、人生を生きる基本的姿勢が、「超越者に帰依し、その意志を見極めつつ、それに添うように生きよう」ということであれば、その人の前に展開している世界（＝超越者が支配する世界）は、スピリチュアルな領域です。

またある人は、この世界にはそのような超越者などなく、また私たちが理解し得る地平を超えた何かがあるわけではないとし、「この世界に生きる私にとって肝要なのは、周囲の人々とのつながりである」と把握し、「そのつながりの中で位置を持ち、私らしく生きるんだ」という姿勢、また、「人とのつながりを信じつつ生きる姿勢」をとるとしましょう。その時、その人にとって、私たちが理解できうるかぎりの世界に向かい、その中にある人々の群れに連なっていこうとする姿勢で拓《ひら》けている世界がスピリチュアルな領域です。

しかし、たとえこの世界がある超越者によって創られたと考え、超越者や、それを取り巻く「霊的な」存在者たちを思い描き、人生のいろいろな事情をそうした存在者と結び付けて理解しようとも、そのことがそのように思い描いた世界と超越者や霊的な存在者たちに対して、真摯な姿勢をとって生きるといったことには結びつきません。そうした思い描きが、いわば単なる空想でしかないならば、その人が思い描いている世界は、少なくとも、健康の定義で指し示そうとしている「スピリチュアルなるもの」ではありません。そこで思い描かれる「霊的な存在者」たち、およびそれらが跋扈《ばっこ》する領域は、テレビのバラエティー番組で「スピリチュアル」なものとして話題になりはするでしょうが、今、私たちが考えようとしている「スピリチュアル」なものではありません。

健康の定義にまつわるスピリチュアルの領域は世俗の表面的なものではなく、生きる・死ぬの根本的な基礎思考に関わる領域であると考えられます。

社会の基礎としての仏教文化

医療と仏教の世界に身を置きながら、医療文化と仏教文化の協力について考えていたのですが、どうも横並びの協力ではないのではないかと、最近は思うようになってきました。それは人間が死ぬ原因を考えていた時に、人間として生まれたことが死の原因であり、病気は死の縁であると知らされてみると、生まれてから死ぬまで、生きることで出会う課題、すなわち生老病死の四苦の課題は、表面的な問題の解決と、その底にある課題の両方が問題なのだと気づかされるからです。そこのところを解決していくためには、お互いが立場をわきまえながら、重層的に役割を果たすことが求められているのです。

人間存在の底辺、基礎を支えているのが宗教ではないでしょうか。人間として生まれて、生きていく途中で病や老いの問題に出くわし、ついには死を免れないという現実があります。その基礎の上に世間の世界が展開されているのが、この世の世俗の現象世界でしょう。我々の日常生活の背後にあって、見えないのだけれど、気づいてみれば、教えられてみれば、我々を支え、生かし、教え、願って展開されている、仏教的智慧によって知らされる、無量寿・無量光（時間的、空間的無量の因や縁の関係性）の世界の基礎があるからこそ、我々の生活は成り立っていると思えるのです。

仏教の救いとは、社会的救い、経済的救い、医学的救いなどとは質が異なるのです。仏教の救いは、人間存在の基礎の部分の「存在の満足」に導く救いです。社会的、経済的、医学的などの表面的世間生活のインフラ設備的な、基礎のところの救いなのです。仏教の救いは、仏教を学びはじめる最初はどんなものかわからないでしょう。仏教の学びをしてはじめて「救いってそんなものか」と驚くことになるのです。だから世間を「超える」という表現がなされるのです。

「仏とは何か？」「救いとは何か？」、世間の常識で考えていることはまず間違いと考えてよいと思います。世間的発想で「仏とは？」「救いとは？」がわかっているのであれば、仏さまのさとりを改めて言う必要はありません。

我々の世間を智慧の目で見ていく時、世俗の生活をする私自身は、時間的、空間的に無量の因や縁によって生かされ、支えられていたのでした。世俗の表面的な流れに押し流されずに、あるがままをあるがままに見る智慧の視点、現実をより理性的に、より知性的に見る、覚めた目を持つことができる仏教文化を基礎として、その上に科学技術の医療文化が展開するならば、医療の現場は生老病死の四苦に振り回されずに、老病死の現実を患者と医療者がともに手を携えることができます。運命共同体のごとく、医療者は医療者としての専門性を果たし、患者は患者の立場を尽くして、効果的な治療が期待できると思われます。

そうすると、医療で働く人たちも「だましたな」「やぶ医者」と言われるようなことは少なくなり、仕事をしてよかった、関わってよかったと思う充足感がもたらされることでしょう。仏教文化の上で医療文化が機能していくならば、医師や看護師たちが仕事に誇りを持て、患者さんたちに喜ばれる場になることが期待されます。

人間が生まれ、（生きて）、老い、病み、死することは自然なことであるという事実の認識の上で、人間として生き切っていく道としての仏教文化を底辺としてその上に医療文化が展開して機能するならば、医療人も救われ、一般人も救われ、患者さんも救われます。それは仏教文化と医療文化が並列的な協力ではなくて、まさに基礎としての仏教文化に教えられ、人間とは何かということをはっきりとした認識の上に、医療文化を展開させていくということです。そうなれば、この老病死の現場は、人生の再出発や、人生の気づきのご縁と受け取れる場、人生を生き切る現場として、貴重な人生成就や学びの場に転じていくのではないでしょうか。

松田正典先生が、物理学の研究のあゆみと仏法の学びの中から、メリット、能率、効率が優先される、メリトクラシーの世界を紹介されています。その科学技術の展開されている現代社会が健全に機能するためには、その底辺にアミタクラシーが必要なのだということを最近、よく話されています。まさに仏教文化のその上に科学技術が拠って立つ領域が実践され展開されるならば、一人ひとりが「人間として生まれてきてよかった、生きてきてよかった」と言える社会が着実に、実現するのではないかなと思わせていただいています。

現在、日本の医療文化は科学的な合理主義による計算的思考だけで、局地的には正しいことであるかもしれませんが、人間・人生全体が見えていない独りよがりの傲慢さに陥る危険があります。「愚かさとは、深い知性と謙虚さである」の言葉のごとく、医療人が全人的な医療を展開したいと願うならば、医療文化の限界を十分にわきまえながら、ともに生老病死の四苦を課題とする、医療と仏教の手を携えての補完関係の協力が、実のあるものになっていくことが期待されます。仏教文化の上で医療の仕事を展開するならば、患者さんが、そして医療人が、家族を含めて現代を生きる「いのちの仲間」として、一人ひとりが、オンリーワンとしての、その人ならではの人格性を発揮しながら、人生を生き切って救われていく世界が展開されていくであろうと思われます。

あとがき

幸い、大学生の時、仏教へのご縁ができ、聞法をはじめました。継続するなかで「仏教は一生聞いていく教えだ」ということを感じるようになり、今日までお育てをいただいています。

医療の面では大学卒業後は、九州大学仏教青年会の親しい先輩方の影響を受けて先輩と同じ外科の道に進みました。大学での研修は先輩方から新しいことを学び、良い雰囲気の中でいろいろ経験を積みました。厳しい一面と同時に仕事のやりがいを感じる時期でした。

先輩方の外科治療への姿勢を通して多くの学びを積み重ねていく中で、ある違和感を感じることがありました。それは当時（約四十年前、昭和五十年前後）の医学では対応できない、癌（悪性腫瘍）が進行して病巣の広さから手術することが不可能な患者や、手術後に再発した癌患者への先輩医師の対応でした。当時は癌（悪性腫瘍）などの悪い情報は、患者に伝えないというのが医療界の常識でした。病状が進み死に直面した患者への対応は、ひたすら救命、延命治療でした。そして「一生懸命治療をしましたが、甲斐がありませんでした。ご臨終です」という筋書きでした。医療現場で仕事をしながらの継続した闘法の中で、仏教の生死を超えた世界を少しずつ受け取れるようになったがために、それまでの日本の医学界の終末期への対応に感じた違和感だったのでしょう。

昭和六十年ごろ「ビハーラ」という言葉に出会い、仏教界にいい動きがはじまったと直感して、国立中津病院で院長の許可を得て、細々と「ビハーラ研究会」を個人的にはじめ、病院内で夕方、空いた部屋を利用して仏教講座を開始しました。

仏教と医療は人間の生老病死の四苦を共通の課題としながら、患者の苦しみに一緒に取り組むということがどうしてできていないのか。

その後、公立病院の管理者になり、臨床の現場からちょっとばかり距離をおきながら、仏教の学びを続ける中で、ようやく医療と仏教の基盤である文化の違いに気づくようになりました。高校での受験勉強、大学での職業教育を要領よく学び、哲学的思考などをほとんどせず、医療という実学ばかりを学んだ私にとって、哲学、宗教はほとんど縁のない世界でした。そのためにその方面の基礎もできていませんでした。そんな私が仏教の師に出遇い、そして浄土教、お念仏の教えに育てられました。師とは二十数年のこの世でのご縁でしたが、師の存命中には十分な仏教の受け取りはできていませんでした。本当に長い年月をかけて、やっと仏教の師のすごさを知るようになりました。そして浄土教の大きな流れにかろうじて触れることができつつあります。

巡り巡って一番縁遠いと思っていた、文科系の領域、宗教・仏教にご縁ができ、現在は龍谷大学で、お念仏の教えを学生と一緒に学ぶ場をいただいています。

医療と仏教の協働は、両者にとって非常に大事な領域だと思います。今まで協力関係ができてなかったことが不思議なくらいです。欧米の病院では必ずと言っていいほど、チャプレンと呼ばれる専門職の宗教者が常駐していると聞いています。

平成二十四年、東北大学文学部に臨床宗教師を養成するコースが開始されました。龍谷大学でも平成二十六年四月より、東北大学と協力して臨床宗教師の課程が開始されました。

仏教が日本の医療現場で受け入れられるようにするにはどうすればいいか。いろいろな患者の宗教的要請に応えられる超宗派的な対応のできる臨床宗教師は一つのモデルになると思います。医療者と仏教関係者の協働のために、両者の基礎文化についての考察を、広島大学仏教青年会会館建立二十周年記念の催しで機会をいただき、お話しさせていただきました。

出版に際して、広島大学仏教青年会関係者、本願寺出版社関係者のご配慮に深くお礼申し上げます。

合掌

二〇一五年二月

田畑正久

著者紹介

田畑　正久（たばた　まさひさ）

一九四九（昭和二十四）年、大分県に生まれる。医学博士、龍谷大学大学院実践真宗学研究科教授。九州大学医学部附属病院、国立中津病院、東国東地域広域国保総合病院（現・国東市民病院）を経て、現在佐藤第二病院（大分県宇佐市）院長。一九九〇年頃より、大分県内を中心に「歎異抄に聞く会」を開催。大分県円徳寺門徒。

著　書

『今を輝いて生きるために』（樹心社）、『医者の目、仏のこころ』（法藏館）、『ビハーラ医療団―学びと実践―』（共著／自照社出版）、『医者が仏教に出遇ったら』（本願寺出版社）、『ビハーラ入門』（共著／本願寺出版社）他。

[008]

医療文化と仏教文化

二〇一五年三月一日　第一刷発行
二〇一八年十月一日　第四刷発行

著者　田畑正久

発行　本願寺出版社
〒六〇〇-八五〇一
京都市下京区堀川通花屋町下ル
浄土真宗本願寺派（西本願寺）
電　話　〇七五-三七一-四一七一
FAX　〇七五-三四一-七七五三
http://hongwanji-shuppan.com/

印刷　株式会社 図書印刷 同朋舎

定価はカバーに表示してあります。

ISBN978-4-89416-094-1 C3215
BD51-SH4-①01-81